Confrontarsi

Disfunzione erettile

Di petto

Sintomi, cause e trattamento

La dottoressa Sheila Harrison

Disclaimer

Questo contenuto serve a fornire informazioni generali sulla malattia e mira a consentirti di cercare assistenza medica tempestiva, se necessario, per prevenire complicazioni. È fondamentale sottolineare che queste informazioni non sostituiscono la consultazione di un medico qualificato. Il campo della scienza medica è in continua evoluzione e, data la natura dinamica della conoscenza medica, ti consigliamo di chiedere il parere di un esperto se riscontri incongruenze o intendi agire in base alle informazioni contenute in questo contenuto. Non ignorare mai la guida medica professionale né ritardare il trattamento sulla base di qualcosa che hai letto online, incluso questo materiale, o da qualsiasi altra fonte online. Ricorda sempre che Internet non può curarti; piuttosto, la guarigione avviene attraverso la guida di professionisti medici e la provvidenza di Dio.

Sommario

Panoramica

L'incapacità di mantenere l'erezione durante l'attività sessuale è nota come disfunzione erettile (DE). Non solo la disfunzione erettile può colpire gli uomini, ma se non trattata, può danneggiare gravemente la capacità di una coppia di avere rapporti intimi. Ecco le opinioni degli specialisti sulla questione spesso trascurata della salute dell'uomo.

– per riconoscere, ottenere assistenza medica e risolvere il problema.

"It's a Man Thing: Below-the-Belt Conversation", un conclave online ospitato da Boston Scientific, mirava a normalizzare la narrativa tanto necessaria che circonda l'ED.

- Il 10% degli uomini soffre di disfunzione erettile prima dei 40 anni, mentre il 50% degli uomini sopra i 40 anni ne soffre.

- Anche gli uomini con diabete soffrono di DE nel 40% dei casi.

- Obesità, alcolismo e fumo sono variabili legate allo stile di vita che contribuiscono ai disturbi alimentari.

- Prima di consultare l'esperto o il medico appropriato per la disfunzione erettile, la maggior parte degli uomini sceglie di autotrattarsi e di affidarsi a rimedi e integratori erboristici. Per farlo ci vogliono circa quattro anni.

- Solo un maschio su tre con disfunzione erettile cerca un trattamento.
- L'ED fa sì che il 20-30% dei matrimoni finisca con un divorzio.

Questi numeri e fatti scioccanti sono stati svelati all'inizio del Conclave per preparare il terreno affinché gli specialisti identificheranno le probabili radici del problema, fornissero una spiegazione comprensibile della situazione e affrontassero gli aspetti fisiologici, psicologici, sociologici e medici del problema.

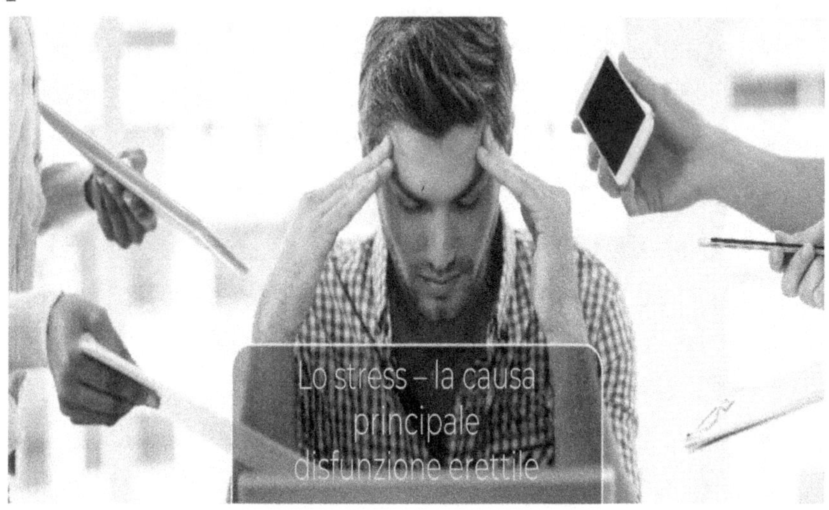

Sezione 1
Cos'è la disfunzione erettile (DE)?

L'impotenza, nota anche come disfunzione erettile (DE), è l'incapacità per te o il tuo partner di mantenere un'erezione sufficientemente forte per intraprendere un'attività sessuale. L'eiaculazione precoce o l'incapacità di mantenere un'erezione abbastanza a lungo da consentire ad entrambe le persone di impegnarsi in un'attività sessuale soddisfacente possono essere la causa dell'ED. Il mancato raggiungimento dell'erezione più del 50% delle volte può indicare CHE, anche se non è sempre così. Le cause potrebbero essere numerose, tra cui lo stress, l'alcol, oppure danni o malformazioni ai vasi sanguigni del pene.

La disfunzione erettile può essere una malattia cronica o transitoria. Si stima che circa il 10% degli uomini soffra di disfunzione erettile per un lungo periodo di tempo, di solito colpisce gli over 40. Secondo uno studio condotto in Italia, circa il 52% degli uomini soffre di disfunzione erettile in qualche modo, e la percentuale di uomini che soffrono di disfunzione erettile complessivamente aumenta dal 5 al 15% tra i 40 ei 70 anni. Anche se la disfunzione erettile è più comune negli anziani, può comunque colpire i giovani.

L'ED può portare a una perdita di intimità tra le coppie. Tuttavia, la maggior parte degli uomini non viene curata per paura di imbarazzo o a causa dello stigma sociale nei confronti dell'ED. Il trattamento della disfunzione erettile dovrebbe essere normalizzato, poiché la disfunzione erettile può anche essere un segno di altre condizioni mediche di base che non vengono rilevate.

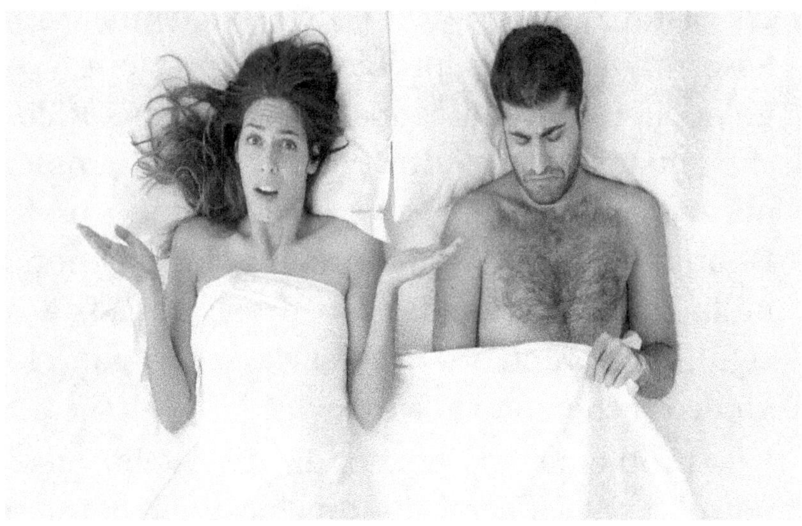

Sezione 2
Sintomi della disfunzione erettile (DE)

Comprendere la DE e i suoi sintomi

I principali sintomi della disfunzione erettile sono l'incapacità di ottenere e mantenere un'erezione durante le attività sessuali, così come la riduzione della libido o del desiderio sessuale.

La disfunzione erettile (DE) è solo un termine descrittivo per un problema di erezione e non un'etichetta, una diagnosi o uno stigma. Ricorda che qualcuno che altrimenti non ha problemi, può anche avere la disfunzione erettile. Dobbiamo iniziare comprendendo che non c'è nulla di cui vergognarsi o preoccuparsi, e non significa nemmeno necessariamente che ci sia qualcosa che non va.

Un problema di erezione, di quello che è, potrebbe verificarsi in qualsiasi giovane, solo perché è ansioso, teso, o disinformato o sta cercando di impressionare un nuovo partner, quindi potrebbe soffrire di disfunzione erettile a causa dell'ansia da prestazione. Potrebbe verificarsi anche in uomini di mezza età che, ancora una volta, non hanno un problema reale, ma sono stressati, hanno tensioni legate al lavoro, pressione lavorativa e tornano a casa molto stanchi. E potrebbe accadere negli uomini più anziani che hanno un vero e proprio problema fisico a causa di diabete, ipertensione, colesterolo alto, fumo, tutti fattori che compromettono il flusso sanguigno.

Alcuni altri sintomi possono includere l'avere un'erezione al di fuori delle attività sessuali, ma non durante; e l'incapacità di mantenere l'erezione durante la masturbazione.

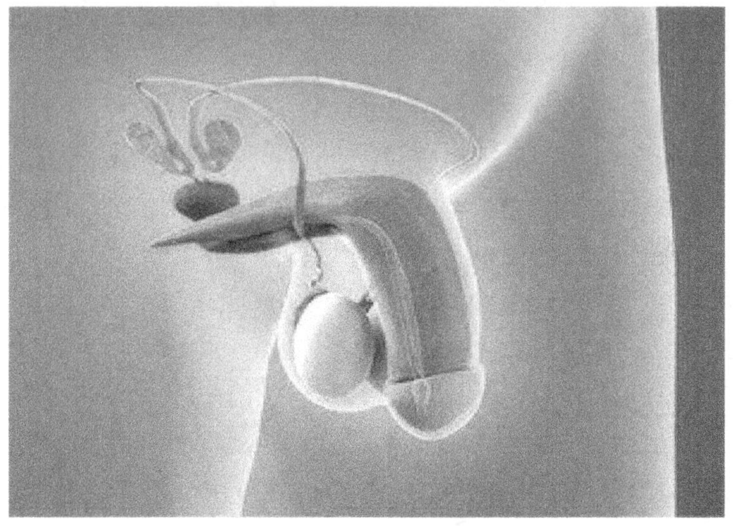

Sezione 3
Cause della disfunzione erettile (DE)

Ci vuole pazienza ed esperienza per trovare la giusta causa dell'ED. "È un problema complesso poiché nasce dall'errata interazione tra mente, nervi, arterie, spugna corporea, vene e dall'influenza degli ormoni. Può essere sia fisiologico o organico che psicologico.

La chiave è ascoltare i pazienti per arrivare alla radice del problema, che significa andare a fondo di ciò che sta accadendo nella vita di un individuo. E questo aiuta a fare una diagnosi corretta. La cosa più importante da fare con i pazienti è dedicare del tempo ad ascoltare i loro problemi.

Nella maggior parte dei casi, il pene dell'uomo diventa un fenomeno del partner o della coppia. Le donne si fanno avanti per aiutare i loro partner a lavorare sull'ED in modo che la coppia possa condurre una vita più piena? Quando ciò accade, ti renderai conto in seguito, dalla loro storia dettagliata e dai risultati, che si sta verificando o meno un problema particolare all'interno della relazione che sta influenzando l'erezione. I pazienti con disfunzione erettile devono anche sapere che, anche se hanno un problema di disfunzione erettile, solo questo dovrebbe inviare un segnale di unità con i loro partner, quindi cercare di risolvere questo problema insieme ai loro partner. Questo è molto supporto e tale incoraggiamento aiuta sicuramente il cliente.

Esistono diversi motivi per cui può verificarsi la disfunzione erettile e non è solo a causa di fattori psicologici come lo stress o la depressione. Questi possono includere:

- Aterosclerosi (vasi sanguigni bloccati)
- Diabete mellito
- Ipertensione
- Danni al midollo spinale
- Trauma fisico
- Sclerosi multipla
- Alcolismo
- Fumo frequente
- Mustabazione frequente
- Testosterone basso
- Squilibrio ormonale
- Effetti collaterali di alcuni farmaci
- Effetti della chirurgia
- Abuso di droghe

- Parkinson
- Colesterolo alto
- Tensione legata al lavoro, pressione lavorativa
- Ansia da disinformazione: cercare di impressionare un nuovo partner
- L'obesità aumenta i rischi.

Avere sperimentato qualcuno di questi non significa che avrai la disfunzione erettile, ma presentano un rischio maggiore di contrarre la malattia.

L'ED può essere un segno di una complicazione medica sottostante che potrebbe essere presente. Di solito verrà eseguita una diagnosi approfondita per determinare se questo è vero.

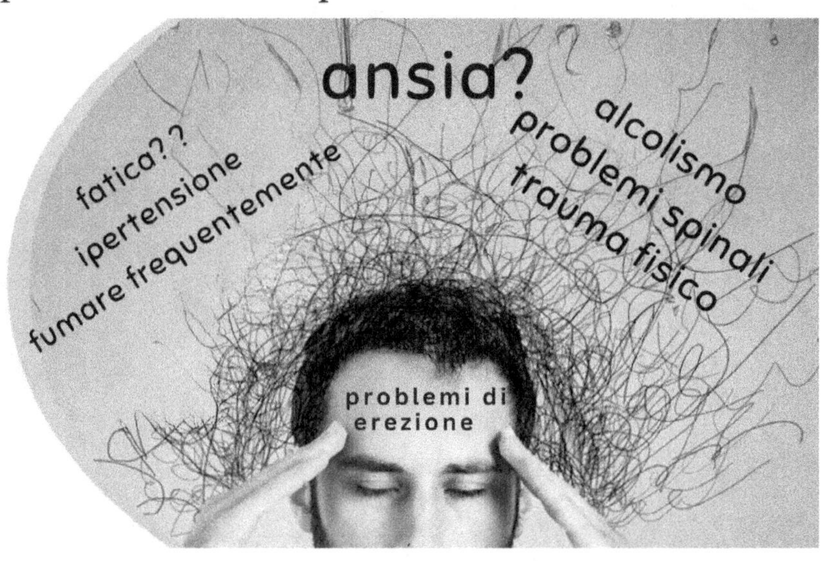

Sezione 4
Fattori di rischio di disfunzione erettile

L'obesità aumenta i rischi

Secondo uno studio, circa il 30% delle persone obese che cercano aiuto per controllare il peso indicano problemi con il desiderio sessuale, il desiderio, le prestazioni o tutti e tre. Quindi, supponiamo che una persona desideri avere una vita sessuale migliore. In tal caso, l'obiettivo sanitario dovrebbe essere quello di ridurre il peso in eccesso e mantenere un peso ideale perché, tutto sommato, l'obesità rappresenta un ostacolo al godimento completo dell'esperienza sessuale.

Un individuo è considerato obeso quando il peso effettivo è superiore del 20% al peso ideale (secondo l'altezza). L'obesità è una delle sfide sanitarie più importanti a livello globale, soprattutto nei paesi sviluppati. È la causa principale della cattiva salute. Essere in sovrappeso aumenta il rischio di malattie cardiache, diabete, ipertensione, ictus, artrosi e tumori come quello del colon, del pancreas, dello stomaco e della mammella. Sfortunatamente, l'obesità può essere fisicamente e psicologicamente restrittiva, impedendo così l'intimità e incidendo negativamente sulla vita sessuale.

Evidenziando alcuni problemi di stile di vita e medici nella vita quotidiana che contribuiscono all'ED in termini di capacità umana, non perdiamo di vista il fatto che il sesso è migliore quando sei al massimo della tua salute, quindi hai il massimo bisogno, il la più grande energia, la più grande capacità. Man mano che la tua salute generale diminuisce, le tue capacità sessuali diminuiscono, anche se quel desiderio potrebbe esserci. Quindi il dirigente di mezza età che è in sovrappeso, non fa esercizio fisico, mangia troppo zucchero e fuma 10 sigarette al giorno avrà un problema sessuale indotto dallo stile di vita.

Diabete e ipertensione

È fondamentale rendersi conto che il diabete colpisce i nervi, i piccoli vasi sanguigni, i grandi vasi sanguigni, il sistema endocrino e predispone gli uomini a problemi di erezione. Allo stesso modo con l'ipertensione. Sia l'ipertensione che i medicinali assunti per controllare l'ipertensione potrebbero causare ED.

Ansia da stress e depressione

Stress, ansia, depressione e problemi di salute mentale si sono aggravati durante la pandemia e ciò si aggiunge ai problemi di intimità. Questi contribuiscono in modo significativo e peggiorano le condizioni dell'uomo moderno, mentre le sue capacità diminuiscono. Ciò che peggiora la situazione è l'accettazione del fatto che spesso le persone rifiutano di credere di essere depresse, ansiose e stressate.

Lo stress gioca un ruolo importante nelle relazioni di un individuo causando molti problemi relazionali che causano molti problemi sessuali

Sezione 5
Diagnosi della disfunzione erettile (DE)

Il tuo medico potrebbe farti una serie di domande relative a te o alla storia medica e sessuale del tuo partner. Questi possono includere domande sui farmaci che tu o il tuo partner state attualmente assumendo, sulle condizioni mediche che potreste avere e sul livello di soddisfazione derivante dall'attività sessuale. Potrebbe essere piuttosto imbarazzante entrare nei dettagli, ma questo è il primo passo per risolvere la situazione. L'Indice Internazionale della Funzione Erettile (IIEF) è un tipo di questionario che può essere utilizzato nella diagnosi per porre alcune di queste domande.

Se il medico lo ritiene necessario, può anche essere condotto un esame fisico. Ciò può aiutare a identificare la possibile causa dell'ED e aiutarli a informarli su quali test di follow-up saranno necessari successivamente o se potrebbe essere necessario discutere un piano di trattamento.

Ci sono anche altri test che possono essere presi in considerazione, come esami del sangue ed ecografia. Questi test non solo esaminano la causa della disfunzione erettile, ma possono anche far luce su condizioni mediche sottostanti che richiedono cure mediche. Il tuo medico ti informerà se questo è effettivamente il caso. Questi vengono generalmente eseguiti solo se il medico ha il ragionevole sospetto che possa esserci un problema medico di base che richiede ulteriori indagini.

Potrebbe essere necessaria una valutazione psicologica se la causa della disfunzione erettile non è dovuta a una condizione medica. Il medico valuterà attentamente i fattori psicologici che potrebbero influenzare le prestazioni. Può anche trattarsi di ansia da prestazione, dovuta a stress, bassa autostima o imbarazzo. Il medico potrà quindi decidere se avrai bisogno di consulenza per il trattamento successivo.

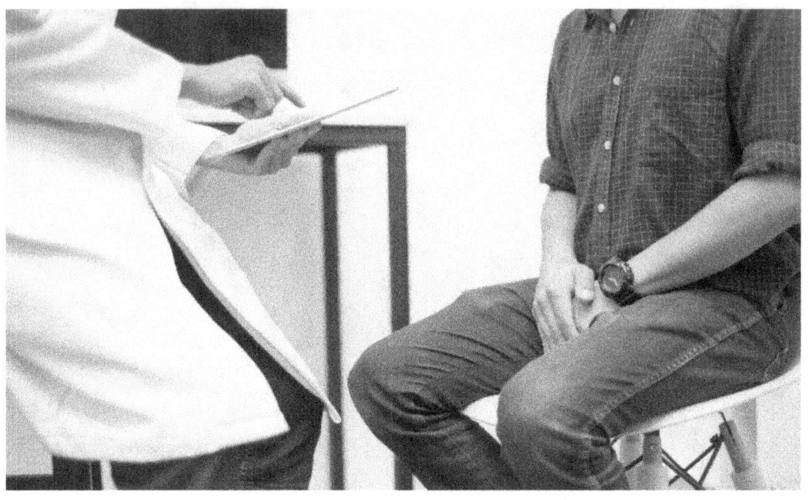

Sezione 6
Trattare la disfunzione erettile (DE)

Una volta accertata la causa, il trattamento può essere molto utile. "Nella disfunzione erettile organi da disfunzione endoteliale come il diabete o le malattie cardiache. Ma nella maggior parte dei casi, a causa dello stigma e dell'ignorica sono necessari farmaci a lungo termine, proprio come per qualsiasi altra malattia derivante anza, i pazienti rifiutano di cercare aiuto e preferiscono l'automedicazione e il trattamento assistito da Google che potrebbe causare più danni che benefici.

Ma dopo che un medico esaminerà la tua storia medica e sessuale, deciderà quale sarà il miglior piano di trattamento per te o il tuo partner, con i benefici e i rischi associati.

Farmaco orale

La pillola è un'arma a doppio taglio. Coloro che stanno esplorando l'automedicazione in questi casi stanno perdendo la possibilità di scoprire in primo luogo il motivo per cui hanno il problema e di risolvere la causa principale. D'altra parte, la medicina prescritta funziona molto bene ma la persona è riluttante a prenderla perché ha paura che gli possa fare del male. Voglio rassicurare gli uomini, e le loro partner, che l'uso corretto di questi medicinali non è pericoloso. Non danneggiano il cuore, i reni o il fegato e possono essere assunti a lungo termine.

Medicinali come sildenafil (noto anche come Viagra), il tadalafil (Cialis, Adcirca) e il vardenafil (Levitra, Staxyn) sono generalmente usati per trattare la disfunzione erettile. Migliorano gli effetti dell'ossido nitrico, una sostanza chimica naturale prodotta dal corpo per rilassare i muscoli del pene, aumentando il flusso sanguigno e consentendo a te o al tuo partner di avere un'erezione.

Infatti, il Viagra (Sildenafil) è stato originariamente scoperto in un laboratorio Pfizer durante la ricerca su farmaci per l'angina cardiaca. Pertanto, non dovrebbe essere assunto dagli uomini che usano medicinali per l'angina (come il Sorbitrato) poiché ci sarà un effetto moltiplicatore del farmaco. Altrimenti, può essere tranquillamente assunto da uomini che assumono antipertensivi o medicinali per il diabete purché siano fisicamente idonei al sesso.

Ma a causa di questa limitazione, le persone non hanno colto il punto, pensando che sia dannoso per il cuore, i reni e il fegato, il che in realtà non è vero.

L'assunzione di questi farmaci richiede comunque la stimolazione sessuale per produrre un'erezione e non sono afrodisiaci che stimolano il desiderio sessuale. Assicurati che tu o il tuo partner seguiate sempre le istruzioni di prescrizione per prevenire effetti collaterali indesiderati.

Gli effetti collaterali possono includere vampate di calore, congestione nasale, mal di testa e indigestione. Il dosaggio sarà determinato dal medico, ma consultalo sempre se riscontri spesso effetti collaterali o se il farmaco non ha alcun effetto. Se tu o il tuo partner avete un'erezione che dura più di 4 ore, consultate immediatamente un medico.

I farmaci per via orale non devono essere assunti se si stanno attualmente assumendo farmaci a base di nitrati usati per trattare il dolore toracico o l'angina, poiché potrebbero causare ipotensione (pressione sanguigna anormalmente bassa) che può essere pericolosa. Tu o il tuo partner dovreste evitare di assumere questi medicinali anche se uno di voi ha una condizione correlata al cuore.

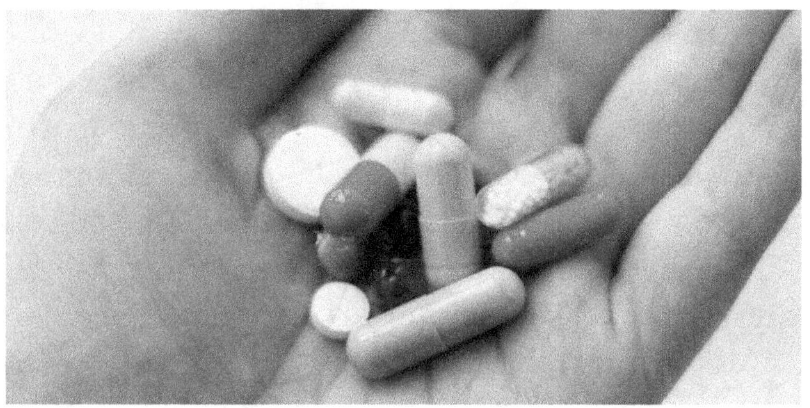

Farmaci non orali

Nel caso in cui non sia possibile assumere farmaci per via orale, ci sono altri farmaci che possono essere prescritti per trattare la disfunzione erettile. Uno di questi farmaci è l'alprostadil, che può essere prescritto tramite autoiniezione, supposta uretrale (un tipo di medicinale che viene inserito nel corpo, dove si dissolve) o crema topica.

L'iniezione richiede un'iniezione di alprostadil (a volte mescolato con altri farmaci) con un ago sottile nella base o sul lato del pene. Ogni iniezione produce un'erezione che non dura più di un'ora. Per quanto riguarda la supposta, una minuscola supposta di alprostadil viene inserita nell'uretra del pene mediante un dispositivo speciale. L'erezione di solito inizia entro 8-10 minuti e può durare dai 30 ai 60 minuti.

Tuttavia, gli effetti collaterali di entrambi i metodi possono essere dolorosi per te o il tuo partner. Alcuni effetti collaterali includono sanguinamenti minori dovuti all'uso iniezione o nell'uretra utilizzando la supposta; o anche la formazione di tessuto fibroso all'interno del pene. Alcuni con patologie cerebrali o legate al sangue possono anche avvertire vertigini e ipertensione.

Le creme topiche Alprostadil sono un metodo meno invasivo che richiede semplicemente l'applicazione di una crema medica sul pene.Uno studio ha scoperto che la crema topica è un modo più sicuro e indolore per trattare la disfunzione erettile, soprattutto per coloro che non possono assumere farmaci per via orale.

Anche la terapia sostitutiva con testosterone è un'altra considerazione per il trattamento della disfunzione erettile. Se la disfunzione erettile è causata da bassi livelli di testosterone, verrà consigliato questo trattamento. Può aiutare a migliorare l'energia, l'umore, la densità ossea di un uomo, nonché ad aumentare la massa muscolare e il peso e a migliorare il desiderio sessuale. Questo è raccomandato solo per gli uomini con bassi livelli di testosterone, poiché quelli con livelli normali potrebbero manifestare effetti collaterali come un ingrossamento della ghiandola prostatica.

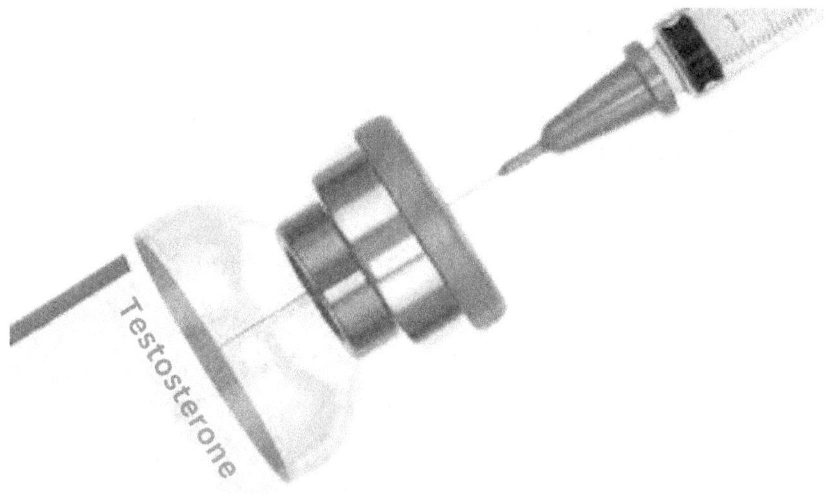

Ausili meccanici

Si riferisce ai dispositivi medici approvati per il trattamento della disfunzione erettile. Uno di questi dispositivi è una pompa per il pene (dispositivo di costrizione/erezione sotto vuoto). Essenzialmente, questo dispositivo è un tubo cavo da un lato e una pompa manuale o alimentata a batteria dall'altro. Il dispositivo funziona inserendo il pene nel tubo e quindi azionando la pompa per aspirare l'aria all'interno del tubo. Questo crea un vuoto all'interno del tubo che attira il sangue nel pene, provocando l'erezione. Una volta terminato, una fascia (o un anello di tensione) viene fatta scivolare attorno al pene dal tubo per mantenere l'erezione prima che la pompa venga rimossa. La fascia può rimanere in sede fino a 30 minuti; dopo l'attività sessuale è possibile rimuovere la fascia.

Sebbene questo sia un modo efficace per trattare la disfunzione erettile, ci sono ancora complicazioni che possono derivare dal suo utilizzo. Per prima cosa, alcuni lamentano che la pompa per il pene è ingombrante e scomoda da usare. Altri notano che il loro pene si ammacca durante l'uso e sono scoraggiati dal fatto che l'eiaculazione è limitata a causa della fascia.

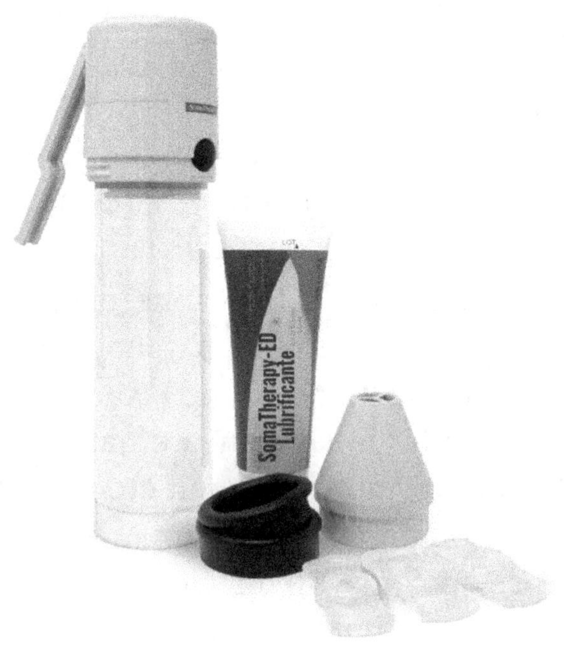

Impianti del pene

Questo tipo di trattamento prevede un intervento chirurgico per inserire dispositivi in entrambi i lati del pene, che consentono di manipolarli per produrre un'erezione. I due tipi più comuni di impianti sono le protesi gonfiabili o le protesi malleabili/semirigide.

L'impianto gonfiabile è costituito da una pompa e due cilindri gonfiabili. La pompa si trova solitamente nello scroto. Manipolando la pompa, una soluzione salina viene rilasciata nei cilindri (posizionati all'interno delle camere di erezione del pene) e provoca l'erezione. Una valvola di sgonfiaggio rimuove la soluzione da questi cilindri per sgonfiare il pene dopo l'attività sessuale.

L'impianto semirigido è costituito da aste pieghevoli inserite nelle camere di erezione del pene, che possono quindi essere manipolate per produrre un'erezione o invertirla.

Le valutazioni di soddisfazione degli uomini che hanno ricevuto un impianto penieno sono molto favorevoli. Nonostante ciò, le protesi peniene sono considerate una misura di ultima istanza laddove tutte le altre forme di trattamento non funzionano. Gli effetti collaterali degli impianti possono essere pericolosi, poiché un'infezione è la causa più comune del fallimento degli impianti. Anche la rottura può essere un grosso problema che richiede cure mediche immediate.

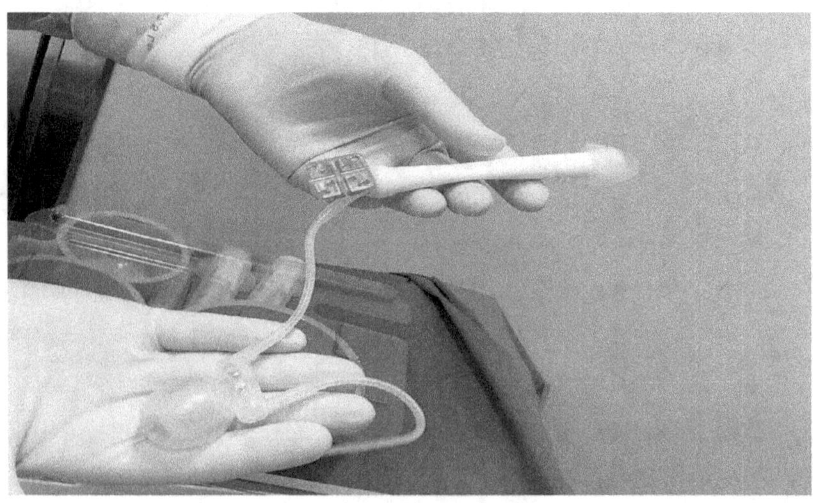

Assistenza psicologica

La terapia è un metodo di trattamento efficace per la disfunzione erettile se è causata da un disagio emotivo o psicologico sottostante e non da una condizione medica. Un consulente autorizzato può aiutarti ad alleviare lo stress emotivo che potresti provare, a volte insieme al tuo partner per comunicare come ti senti con lui.

Va benissimo se c'è qualche imbarazzo sull'argomento, ma tu o il tuo partner non dovreste continuare a nasconderlo o a evitare il problema. Una mancanza di comunicazione serve solo ad abbattere qualsiasi misura di fiducia tra le coppie e a prolungare l'agonia di avere la disfunzione erettile. Affronta le tue ansie, i tuoi dubbi e le tue paure con il consulente e vedi cosa si può fare per alleviarli. Esistono numerosi metodi terapeutici che ti aiuteranno a comunicare le tue esigenze con il tuo partner o a trovare un nuovo significato nella tua relazione.

In psicologico consulenza, la maggior parte degli esperti segue un fenomeno semplice: prendi in considerazione una storia sessuale e relazionale dettagliata. Quindi questo dà praticamente una visione più ampia di quale può essere la causa.

- E' una causa organica?
- Oppure è qualcosa che deve essere una causa psicologica?
- È una causa sociale o è assolutamente un problema di relazione con cui abbiamo a che fare?

Quando le cause sono organiche, il paziente viene indirizzato a un medico specializzato in quel campo, sia esso un cardiologo o un andrologo, e se si tratta di una causa psicologica, il paziente viene indirizzato allo psichiatra o al sessuologo clinico per cani più nel dettaglio per accertare se l'individuo soffre di disfunzione erettile primaria o si tratta di ansia, depressione, droga, alcol o talvolta un problema del partner. "Il partner deve soffrire di qualche tipo di vaginismo o disturbo del desiderio o depressione ED. Lo psichiatra o il sessuologo clinico cercano per scoprire se la coppia ha un problema relazionale. Se ce n'è, allora in questi pazienti guardano olisticamente alle tre parti del triangolo: l'individuo, il partner e la relazione", aggiunge il dottor Shyam.

L'ED è diventato un termine generico per vari problemi che gli uomini possono avere nella maggior parte dei casi. "Potrebbe essere un problema di libido, il che significa che non sente il bisogno di fare sesso, o potrebbe avere un problema di eccitazione, non è attratto dal suo partner, o potrebbe avere un problema di erezione, che ancora una volta, forse un problema con ottenere o mantenere un'erezione. E poi a volte potrebbe avere problemi con l'orgasmo precoce o l'eiaculazione precoce. Ognuna di queste condizioni ha cause e trattamenti diversi, ma tutte sono raggruppate sotto il termine generico DE, il che non è il caso.

La disfunzione erettile è uno dei casi di reclamo più comuni nella maggior parte dei centri sanitari, tuttavia la maggior parte dei pazienti è piuttosto riluttante a parlarne, ma il comfort è aumentato nel corso degli anni.decenni poiché questa tendenza sta gradualmente cambiando. La maggior parte dei pazienti soffre di DE psicogena, che di solito deriva da false percezioni o fallimenti nell'intimità dovuti all'ansia e alla scarsa educazione sessuale. In genere, per molti pazienti, la consulenza e alcuni farmaci per infondere fiducia sono tutto ciò di cui abbiamo bisogno. Nei pazienti con DE psicogena, il problema è curabile se l'intervento avviene in tempo. Dopo un paio di settimane o mesi, la maggior parte dei pazienti non avrà bisogno di alcuna terapia.

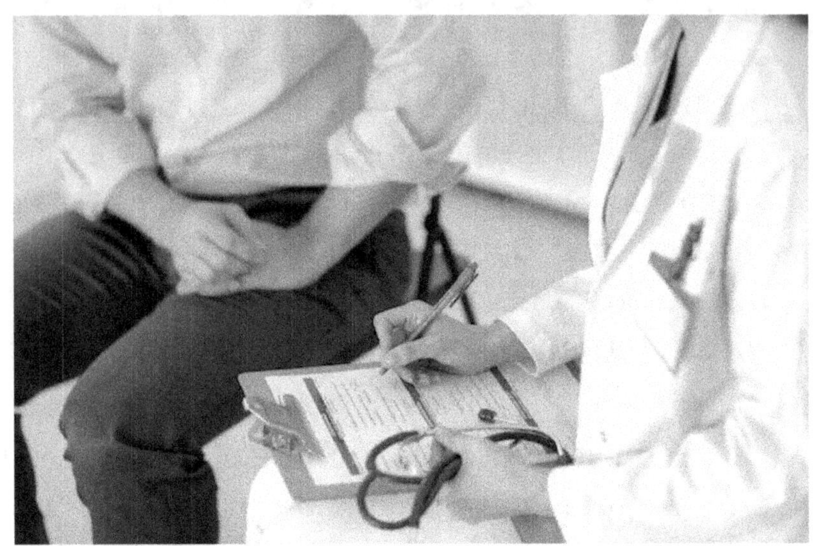

Sezione 7
Prevenire la disfunzione erettile (DE)

Sebbene alcuni casi di disfunzione erettile siano inevitabili, ci sono modi in cui puoi evitare che ti accada. La maggior parte di questi comporta importanti cambiamenti nello stile di vita che miglioreranno il tuo benessere. Questi includono:

- Avere una dieta sana ed equilibrata
- Smettere di fumare
- Esercizio regolare
- Evitare l'abuso di droghe
- Ridurre l'assunzione di alcol
- Segui il tuo programma di medicine
- Comunicare i tuoi sentimenti con il tuo partner

Non fare subito il punto sulle affermazioni secondo cui la medicina alternativa è in grado di curare la disfunzione erettile, poiché molte cure alternative potrebbero essere basate su pure speculazioni. Senza adeguati studi clinici per dimostrare la loro efficacia, l'assunzione di queste cure potrebbe essere pericolosa per la salute. Consulta sempre un medico professionista se stai pensando di assumere qualsiasi forma di integratore.

Una conversazione aperta sull'attività sessuale con il tuo partner e il tuo medico è un primo passo importante per combattere la disfunzione erettile.

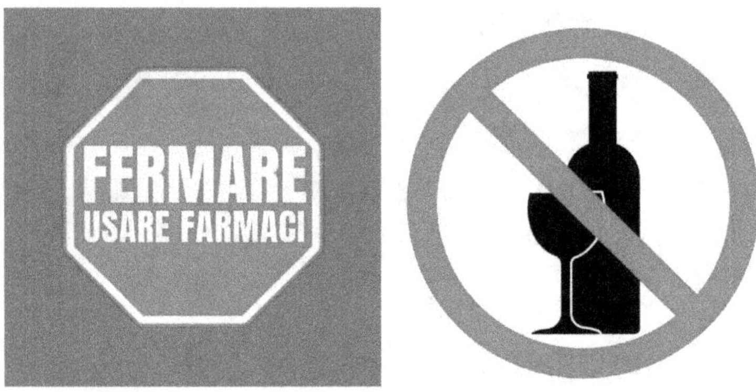

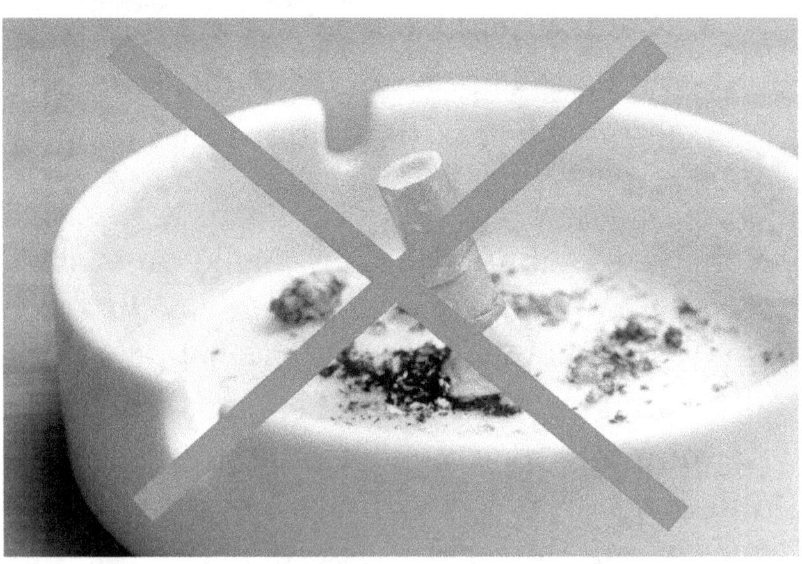